CBD – Cannabidiol

KURZ & KNACKIG

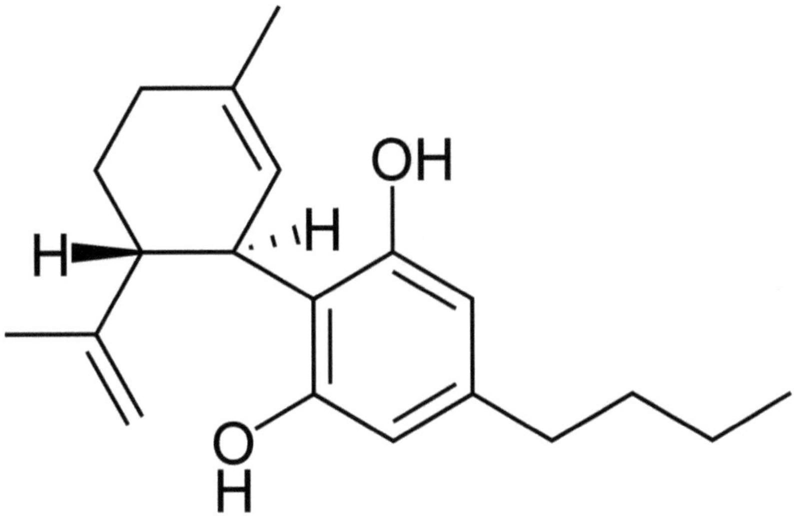

Bibliografische Information der Deutschen Nationalbibliothek:

Die Deutsche Nationalbibliothek verzeichnet diese Publikation in der Deutschen Nationalbibliografie; detaillierte bibliografische Daten sind im Internet über http://dnb.d-nb.de abrufbar.

EINERVONZWÖLF
Verlag

© 1. Auflage 2022
EVZ-Verlag
Hasenpfad 17
65812 Bad Soden

www.evz-verlag.de

ISBN 978-3-947254-12-5

9 783947 254125

CBD – Cannabidiol

KURZ & KNACKIG

Schriftleitung und Redaktion
Axel York Thiel von Kracht

Inhalt

Vorwort

CBD ist die Abkürzung für Cannabidiol, einen Inhaltsstoff der Cannabis- bzw. Hanfpflanze. Aktuelle Forschungen belegen das unglaubliche Potenzial dieser alten Kultur- und Heilpflanze. Ohne die berauschende und psychische Wirkung der Cannabispflanze wird CBD z. B. bei Patienten mit Spastiken oder Multipler Sklerose (MS) eingesetzt.

Auch bei Krankheiten wie chronischen Schmerzen, Störungen des Bewegungsapparates sowie Angst, Depressionen und Verhaltensauffälligkeiten entfaltet CBD seine positiven Eigenschaften. Zusätzlich wird CBD eine gesundheitsfördernde Wirkung in Bezug auf Schmerzlinderung, Heilung und Genesung zugeschrieben. CBD wirkt laut Medizinern gegen Übelkeit, Entzündungen, Psychosen, Epilepsien und allgemeine Schmerzen. Zudem besitzt es eine entkrampfende Wirkung.

THC & CBD

Als Gras oder Marihuana werden die getrockneten Blüten der weiblichen Hanfpflanze bezeichnet. An den Drüsenhaaren dieser Blüten sitzt das „Harz“ der Pflanze. Dieses enthält eine hohe Konzentration von THC, CBD und anderen Cannabinoiden.

Tetrahydrocannabinol (THC) ist eine psychoaktive Substanz – der Stoff, der beim Konsum für den „high“-Zustand sorgt. Das THC liegt in der Hanfpflanze weitgehend in seiner natürlichen Form zweier THC-Säuren vor. Diese werden erst durch Decarboxylierung (eine chemische Reaktion, bei der aus einem Molekül ein Kohlenstoffdioxid-Molekül abgespalten wird)[1] zu THC umgewandelt, was durch Erhitzen des Pflanzenmaterials erreicht wird.

Dieses eingenommene THC verknüpft sich mit im Gehirn befindlichen Cannabinoid-Rezeptoren. Es aktiviert all diese Rezeptoren und nimmt somit Einfluss auf das Gedächtnis in Bezug auf die Motorik, das konzentrierte Denken sowie das Wahrnehmen von Sinneseindrücken und Gefühlen. Als Nebenwirkungen des Konsums von THC kann es beim Menschen zu Angst oder Paranoia kommen.

Cannabidiol (CBD) hingegen ist ein nicht psychoaktives Cannabinoid aus dem weiblichen Hanf (Cannabis). CBD verbindet sich nur mäßig mit den Cannabinoid-

[1] Vgl. https://de.wikipedia.org/wiki/Decarboxylierung.

Rezeptoren im Gehirn und löst daher keine „Rauschzustände" aus. Aktuelle Studien belegen, dass CBD tatsächlich sogar an der Bekämpfung der durch den Konsum von THC aufkommenden Angst und Verwirrtheit mitwirkt. Weiterhin ist bewiesen, dass CBD u. a. diese Angstzustände minimieren kann.

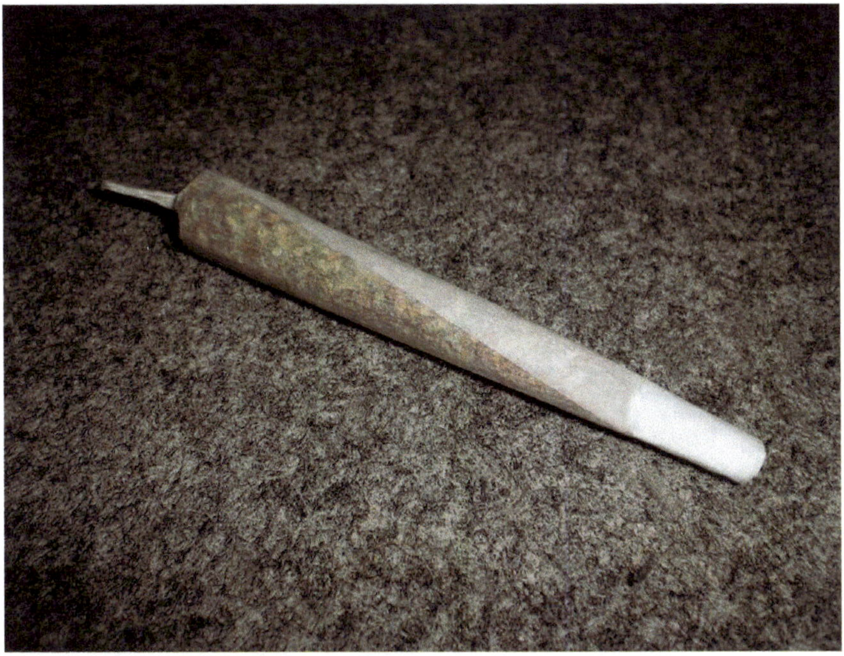

Ein mit Tabak und Cannabis gedrehter Joint.
Author: McHarfish, Public domain

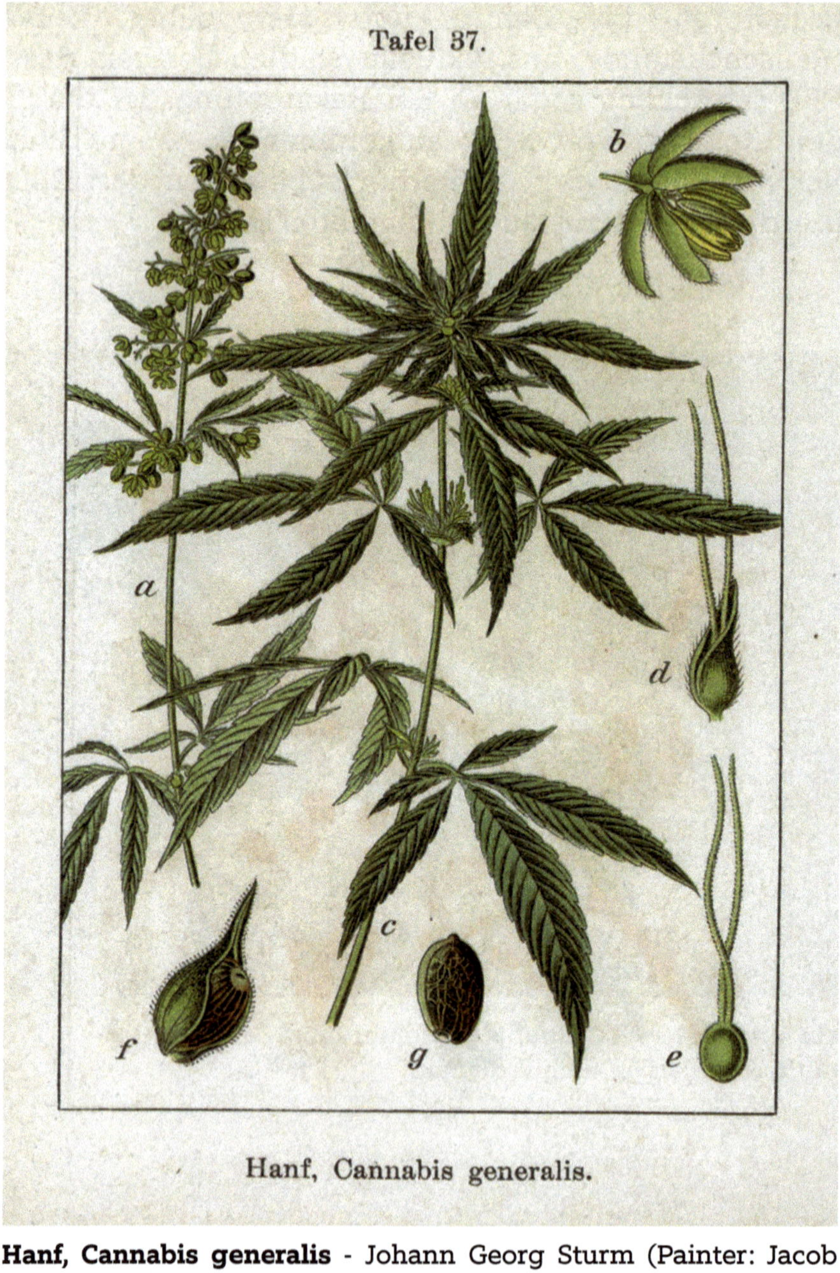

Hanf, Cannabis generalis - Johann Georg Sturm (Painter: Jacob Sturm), 1796, Public domain

Hanf

Seit Jahrhunderten wurde die Hanfpflanze (lateinisch Cannabis = Hanf) zum Vorteil der Menschheit angebaut. In Deutschland wird der Begriff „Cannabis" allerdings auch oft für Hanfpflanzen und THC-haltige Produkte der Pflanze genutzt. Aus den unterschiedlichen Pflanzenteilen von Hanf können jeweils verschiedene Produkte hergestellt werden:

- Seile (aus den Fasern der Stängel),
- Speiseöl (aus den Samen),
- ätherisches Öl (aus destillierten Blättern und Blüten) sowie
- Haschisch und Marihuana (aus getrockneten Blättern, Blüten und Blütenständen)[2].

Cannabis besitzt das Potenzial, viele gesundheitliche, und ökologische Probleme zu minimieren – global und regional. Einen Vorschlag, wie Hanf den Menschen der Erde helfen könnte, sie ausreichend mit Kleidung, Papier, Öl, Brennstoff, Nahrung, Baumaterial und Medizin zu versorgen, liefert das im Juli 1993 erschienene Buch **„Die Wiederentdeckung der Nutzpflanze Hanf"** von Jack Herer und Mathias Bröckers. Dieses lesenswerte Werk berichtet von einem gigantischen Skandal im Hintergrund und wie es

[2] Vgl. https://de.wikipedia.org/wiki/Hanf

passieren konnte, dass Menschen wegen der Hanfpflanze gejagt und in Gefängnisse geworfen werden konnten.

Die Pharmaindustrie & CBD

Gerne präsentieren sich die pharmazeutischen Konzerne als noble Heilsbringer und Retter in Sachen Ausmerzung und Vorbeugung von Krankheiten. Doch tatsächlich haben sie mithilfe käuflicher Politiker und gewissenloser Wissenschaftler ein weltweit milliardenschweres Investmentgeschäft aufgebaut.

So berichtete der FOCUS im Jahr 2015: „Alleine im vergangenen Jahr erwirtschaftete die Pharmaindustrie erstmals über 100 Milliarden Dollar nur durch Präparate zur Krebsbekämpfung – eine Krebsbehandlung kostet im Schnitt 100.000 Dollar."[3]

Ein Gramm eines Medikaments gegen Hautkrebs sei 4000-mal so teuer wie die gleiche Menge an Gold, berichtet die „Frankfurter Allgemeine Sonntagszeitung". Wer derartige Gewinne erwirtschaftet hat, wird in Zukunft sicherlich wenig Interesse daran haben, dies zu ändern. Doch dieses Geschäftsmodell beruht auf Betrug und Täuschung. Um diese Gaunereien aufrechtzuerhalten, investieren die Pharmakonzerne unüberschaubare Geldmengen.

---

3 Vgl. https://www.focus.de/finanzen/news/teurer-kampf-gegen-den-krebs-so-verdient-die-pharmaindustrie-milliarden-mit-dem-leben-der-erkrankten_id_4897513.html.

Bezahlt wird damit die Einflussnahme auf politische Fürsprecher, die Finanzierung von Studien und Gesundheitsexperten und letztlich auch die Gunst der Medien.

Es wäre auch peinlich, wenn die Öffentlichkeit erfahren würde, dass viele Krankheiten mit Naturheilmitteln wie CBD behandelt werden könnten – oder durch Aufklärung gar nicht erst entstehen würden. Das entzöge dem Pharmamarkt seine Berechtigung und seinen Milliardenumsatz. Nur mit kranken Menschen ist es möglich, so viel Geld zu verdienen.

Das Volumen des weltweiten Pharmamarktes belief sich im Jahr 2018 auf rund 1,2 Billionen US-Dollar. Weit mehr als die Hälfte davon entfielen auf die fünf größten nationalen Märkte: die USA mit 485 Milliarden, China mit 134 Milliarden, Japan mit 85 Milliarden und die beiden größten europäischen Märkte, Deutschland und Frankreich, mit 52 bzw. 36 Milliarden US-Dollar Marktvolumen (Quelle: Statistiken zur globalen Pharmaindustrie, Rainer Radtke, 04.05.2020, www.statista.com).

CBD – Herstellung

Aus den Blättern und Blüten des weiblichen Nutzhanfs wird CBD-Öl hergestellt. Mithilfe von Kohlendioxid werden die einzelnen Substanzen des Hanfs unter hohem Druck gelöst. Anschließend wird der Druck gesenkt und die gewonnenen Extrakte werden wieder frei. Im Zuge dieser schonenden Behandlung bleiben die natürlichen Inhaltsstoffe der Pflanze erhalten.

Bei der anschließenden Decarboxylierung[4] wird die gewonnene Substanz auf 120° Celsius erhitzt. Zu beachten ist, dass die Decarboxylierung auf schonende Art und Weise durchgeführt wird. Bei zu schnellem Erhitzen oder extremer Temperatur werden hochwertige Inhaltsstoffe wie sekundäre Pflanzenstoffe in Form von Flavonoiden[5] vernichtet. Als Reaktion auf die Decarboxylierung erfolgt die Umwandlung von CBDA-Säure (Vorläufer von CBD) in das aktive CBD.

Wenn Cannabis wächst, produziert es THCA und CBDA, nicht THC und CBD. Diese Cannabinoide stehen in einer engen Beziehung zueinander. THCA und CBDA in ihrer sauren Form werden oft als „inaktiv“ angesehen. Wenn Cannabis erhitzt wird, wie durch Rauchen, Kochen oder Verdampfen, läuft ein als Decarboxylierung bekannter Prozess ab. Die Decarboxylierung verwandelt sowohl THCA als auch CBDA in THC bzw. CBD. CBDA und CBD sind nicht psychoaktiv.

[4] Vgl. https://de.wikipedia.org/wiki/Decarboxylierung

[5] Vgl. https://de.wikipedia.org/wiki/Flavonoide

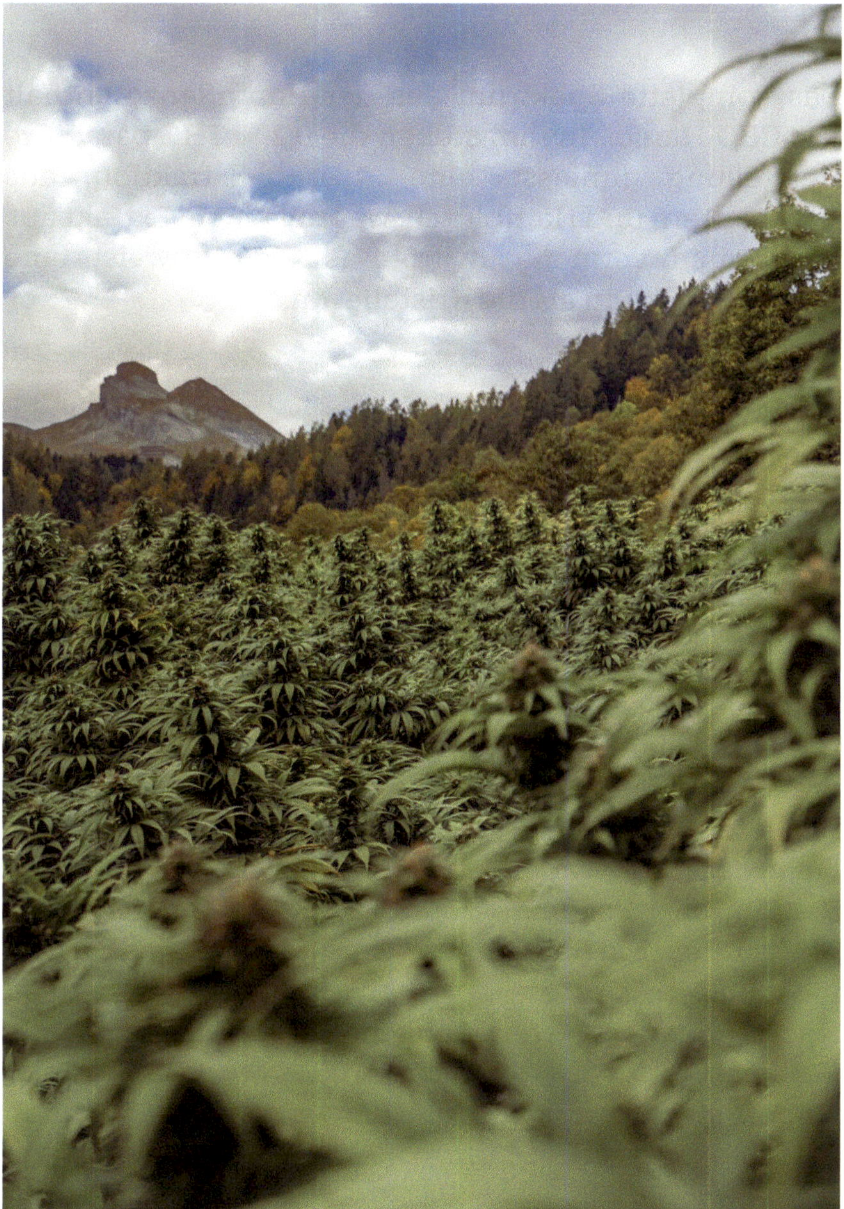

Cannabis Feld in den Schweizer Bergen | CBD Hanf in der Schweiz | Bild von swisshempcare.ch

CBD-Öl

Das komplette Spektrum aus der Hanfpflanze enthält das CBD-Hanföl. In ihm stehen die 0,2 % THC parat. Die Herstellung umfasst eine Alkohol-Extraktion aus Hanfblättern und Hanfblüten, was mit einem Extrakt aus Hanfsamen vermengt wird. Das CBD-Öl weist eine stärkere Wirkung als die Kristalle auf.

CBD-Kristalle

CBD-Kristalle bestehen zu etwa 99,9 % aus CBD. Diese Kristalle können nach Belieben verdampft, in Öl aufgelöst oder direkt unter der Zunge eingenommen werden. Das Cannabidiol der CBD-Kristalle wird hierbei aus den Pflanzen isoliert und einem Reinigungsprozess unterzogen. Das weiße Pulver mit weißen Kristallen ist optimal für Leistungssportler geeignet oder für Länder wie Schweden, in denen THC verboten ist. Besonders praktisch sind die Kristalle für Nichtraucher oder Patienten, die keinen Vaporizer verwenden möchten. Ein Vaporizer, Vaporiser oder Vaporisator (wörtlich Verdampfer) ist ein Gerät zur Verdampfung von Wirkstoffen. Die Bezeichnung kennzeichnet seit langem in der Medizin die in Form von Einschüben in Narkosegeräten gebräuchlichen Anästhesiegas - Verdampfer für fluide Anästhetika[6]. Die CBD-Kristalle eignen sich zudem gut, um daraus Öl und Tinkturen herzustellen oder um sie mit Lebensmitteln

---

[6] Vgl. https://de.wikipedia.org/wiki/Vaporizer

(beispielsweise in Form von Smoothies) zu verarbeiten. Nimmt man CBD-Kristalle oral ein und lässt sie direkt unter der Zunge zergehen, kann das darin enthaltene Cannabidiol unmittelbar über die Mundschleimhaut aufgenommen werden und sofort seine Wirkung erzielen.

Werden die Kristalle in einem Öl gelöst, entsteht ein CBD-Öl mit dem Handelsnamen „CBD-Isolat" oder „CBD-Kristalle". Bei den Isolaten und Kristallen sind weder THC noch andere Pflanzenwirkstoffe, Terpene oder Cannabinoide enthalten. Terpene sind eine stark heterogene und sehr große Gruppe chemischer Verbindungen, die als sekundäre Inhaltsstoffe in Organismen natürlich vorkommen[7].

[7] Vgl. https://de.wikipedia.org/wiki/Terpene

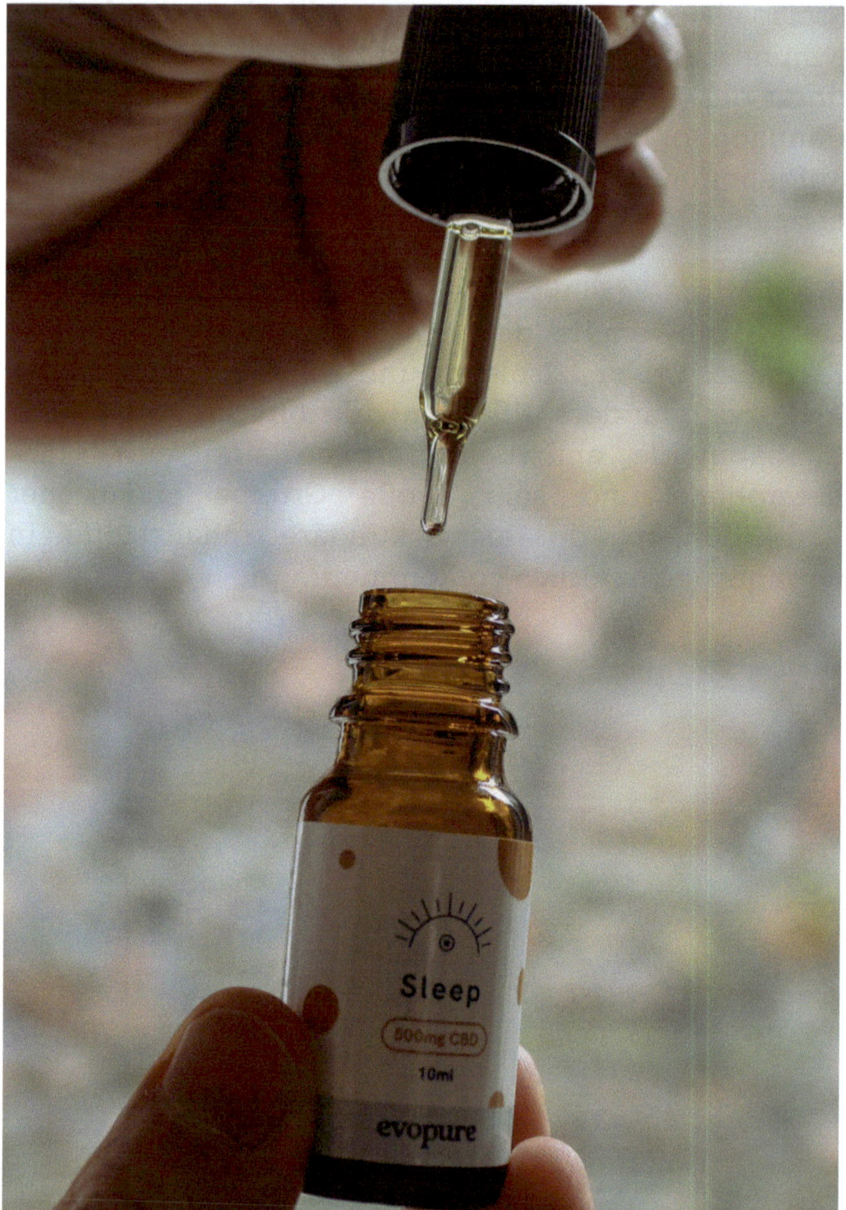

CBD-Öl lindert Angstzustände, Schlafstörungen, Schmerzen und Entzündungen. Es steigert die Konzentration.
Quelle: evopure.co.uk

CBD-Isolat

Das CBD-Isolat wird überwiegend in der Medizin verwendet. Es wird auf die gleiche Weise gewonnen – meist durch eine „überkritische CO2-Extraktion". Das feine weiße Pulver durchläuft zusätzlich mehrere „Reinigungsvorgänge", die am Ende ein isoliertes Cannabidiol hinterlassen – ohne weitere Inhaltsstoffe. Nach dem Durchlaufen des Verfahrens erhält man ein weißes kristallines Pulver mit einem CBD-Gehalt von über 99 %.

Die Einnahme von CBD-Isolaten erfolgt wie bei CBD-Kristallen meistens über die Mundschleimhaut. CBD-Isolate können aber auch verdampft bzw. vaporisiert werden. Mit CBD-Isolaten kann zudem die Konzentration eines CBD-Öles erhöht werden. Ein Gramm CBD-Isolat bzw. CBD-Kristall entspricht einer 10-ml-Flasche mit zehnprozentigem CBD-Öl.

CBD-Isolat kann bei Überdosierungen einen gegenteiligen Effekt erzielen. Bekannt ist die Verstärkung von Migräne oder des Zitterns bei Parkinson, obwohl der Wirkstoff normalerweise zur Behandlung und damit Verbesserung der Symptome angewendet wird. Reines CBD kann ebenso den Appetit hemmen, was für Übergewichtige wünschenswert sein mag – jedoch ist CBD-Isolat nicht für alle Personen geeignet.

Vollspektrum-CBD

Ein Vollspektrum-CBD, das vorwiegend in CBD-Ölen und auch CBD-Kapseln verwendet wird, enthält nahezu das volle Pflanzenspektrum der Hanfpflanze. Hier spricht man auch vom „Entourage-Effekt". Dieser bezieht sich auf die synergistischen Eigenschaften von Cannabinoiden. Die Cannabinoide und Terpene der Pflanze arbeiten zusammen, um die Wirkungen zu erzeugen, die Cannabis auf den Körper hat, inklusive jener, für die es so weithin bekannt ist.

Man hat festgestellt, dass der „Entourage-Effekt" für die Verringerung der Wirkung von THC verantwortlich ist.

Nähme man THC isoliert ein, wäre das „High" wahrscheinlich zu intensiv, um es zu ertragen. In einer von Dalton et al. durchgeführten Studie[8] wurde festgestellt, dass CBD dem durch THC verursachten „High" entgegenwirkt und dessen psychoaktive Eigenschaften im Wesentlichen mindert.

Grundsätzlich sind die Bestandteile von Cannabis bei separater Einnahme bei Weitem nicht so wirksam wie bei einem kombinierten Konsum. Es geht hier also um Teamwork, weshalb der Begriff „Entourage" für dieses Phänomen so passend ist.

[8] Vgl. https://www.ncbi.nlm.nih.gov/pubmed/770048

CBD bei Entzündungen

Entzündungen können im menschlichen Körper durch einen Infekt, ein abgeschwächtes Immunsystem oder ein um sich greifendes Virus entstehen.

Viele Entzündungen werden auch vom Endocannabinoid-System[9] gesteuert. Wer bei Entzündungen zu lange wartet, sollte bedenken, dass diese schnell chronifizieren können. Das Immunsystem des Körpers versucht, Gefahren wie Bakterien, Viren und sonstige Krankheitserreger durch die Entzündungsreaktionen einzudämmen und den Schaden zu reparieren. Entzündungen können daher innerlich wie äußerlich entstehen und fangen schon bei einer kleinen Hautverletzung an. Sofort setzt der Körper Abwehrmechanismen ein. Sichtbare Folgen sind Schwellungen, Schmerzen und eine Rötung.

Bei Autoimmunerkrankungen wie der Schuppenflechte oder rheumatoider Arthritis machen Entzündungen uns krank. Hier spricht man von lokalen und systemischen Entzündungen. Dabei liegt eine gestörte Toleranz des Immunsystems gegenüber dem eigenen Körper vor und unser Körper benötigt dringend Hilfe von außen. Das körpereigene Gewebe bringt diese Entzündungsreaktionen in Gang.

---

9 Vgl. https://de.wikipedia.org/wiki/Endocannabinoid-System

Im medizinischen Wortschatz enden Entzündungen auf das Suffix „-itis“", wie z. B. die Appendizitis (Wurmfortsatzentzündung), die Dermatitis (entzündliche Reaktion der Haut) und die Arthritis (Gelenkentzündung).

Neurotransmitter und Gewebehormone zählen zu den Botenstoffen, die die meisten Entzündungsreaktionen steuern. Die meisten Schmerzmittel basieren genau darauf, dass sie diese Botenstoffe unterdrücken, quasi ausschalten. Schmerzmittel mit integrierten Entzündungshemmern sind aber auf längere Zeit keine gute Wahl, denn sie verursachen Magenschmerzen und Durchfall. Daher greift die Schulmedizin dann gern zu Antibiotika (anti = gegen; bio = Leben).

CBD geht hingegen mit einem körpereigenen Stoff gegen die Entzündungen vor. Der schon kranke Organismus muss sich nicht aufwendig mit Cannabidiol auseinandersetzen, denn es ist ihm nicht fremd. CBD wurde gerade durch seine entzündungshemmenden und schmerzstillenden Eigenschaften in Deutschland bekannt. Auf natürliche Art und Weise lindert CBD die Schmerzen, regt den Heilungsprozess an und minimiert dabei die Entzündungen. Der Körper regeneriert, wird belebt und mit neuer Kraft versehen.

Hier folgen Auszüge aus aktuellen weltweiten Studien:

- Forscher der Dalhousie University in Kanada untersuchten die entzündungshemmende Wirkung von Cannabinoiden an den Cannabinoid-Rezeptoren CB1 und CB2 bei Hornhautverletzungen. Nachdem die kauterisierten Augen von Labormäusen mit CBD, THC oder dem CBD-Derivat HU-308 behandelt worden waren, kamen die Forscher zu dem Ergebnis, dass die Gabe von THC, CBD und HU-308 sowohl den Schmerz als auch die Entzündungsreaktion hemmte. Während die entzündungshemmende Wirkung von THC primär über den CB1-Rezeptor vermittelt wurde, aktivierten CBD und HU-308 den CB2- sowie den 5-HT1A-Rezeptor. Cannabinoide könnten eine neuartige klinische Therapie für Hornhautentzündungen und damit verbundene Schmerzen sein, schlussfolgerten die Forscher.

- An der Stanford University wurden drei Patienten mit der blasenbildenden Hauterkrankung Epidermolysis bullosa untersucht, die ihre Erkrankung mit CBD behandelten. Ein Patient konnte bei der CBD-Behandlung die oralen Opioidanalgetika absetzen. Zudem berichteten alle drei Patienten von einer schnelleren Wundheilung, weniger Blasenbildung und einer Reduzierung der Schmerzen.

- Britische Forscher stellten im Rahmen einer klinischen Studie fest, dass CBD für die symptomatische Behandlung von entzündlichen Darmerkrankungen nützlich sein könnte.[10]

CBD bei Kindern mit IS und LGS

Es wurde eine Online-Umfrage bei Eltern durchgeführt, die CBD zur Behandlung der Epilepsie ihrer Kinder erhielten. Hieran nahmen Eltern von Kindern mit infantilen Spasmen (IS) und Lennox-Gastaut-Syndrom (LGS; schwere Epilepsieform im Kindesalter) teil. Es wurde nach der Wirksamkeit, Dosierung und Verträglichkeit gefragt. An der Umfrage nahmen 117 Eltern teil. Die wahrgenommene Wirksamkeit und Verträglichkeit fiel in allen ätiologischen Untergruppen ähnlich aus. 85 % aller Eltern berichteten von einer Verringerung der Anfallshäufigkeit und 14 % von einer vollständigen Anfallsfreiheit. Ein hoher Anteil der Befragten berichtete von einer Verbesserung des Schlafs (53 %), der Wachsamkeit (71 %) und der Stimmung (63 %) während der CBD-Therapie. Obwohl dies Ergebnisse dieser Studie eine mögliche Rolle von CBD bei der Behandlung von refraktärer Epilepsie im Kindesalter einschließlich IS und LGS nahelegen, stellen sie keinen zwingenden Beweis für die Wirksamkeit dar. Dennoch lieferten die Ergebnisse Hinweise auf eine mögliche Wirksamkeit.

---

[10] Vgl. https://www.leafly.de/cbd-aktueller-stand-studien/

Im Jahr 2016 wurde am Comprehensive Epilepsy Center in New York eine Studie durchgeführt, an der mehr als 200 Patienten im Alter von 1 bis 30 Jahren mit schwerer Epilepsie teilnahmen, die vor Beginn der Studie stabile Antiepileptika-Dosen erhielten.

Die Patienten erhielten orales Cannabidiol in einer Dosis von 2–5 mg/kg pro Tag, bis zur Intoleranz oder bis zu einer Maximaldosis von 25 mg/kg oder 50 mg/kg pro Tag. Das primäre Ziel war die Ermittlung der Sicherheit und Verträglichkeit von Cannabidiol, der Wirksamkeit sowie der prozentualen Veränderung der Anfallshäufigkeit. Die Ergebnisse der Studie deuten darauf hin, dass CBD die Häufigkeit von Anfällen reduzieren könnte und ein angemessenes Sicherheitsprofil bei Kindern und jungen Erwachsenen mit hochgradig behandlungsresistenter Epilepsie haben könnte.[11]

[11] Vgl. https://www.leafly.de/cbd-aktueller-stand-studien/

CBD im Rahmen einer Diät

Koreanische Wissenschaftler setzten sich in einer Studie[12] aus dem Jahr 2018 damit auseinander, wie CBD mit dem menschlichen Metabolismus (Stoffwechsel) interagiert und welche positiven Effekte dadurch ausgelöst werden können.

Hierbei wurde beispielsweise festgestellt, dass das CBD die Oxidation und den Abbau von Fett unterstützt, unter anderem dank einer präzisen Stimulation ausgewählter Gene und der Proteine im Körper. Dadurch entsteht ein positiver Effekt für den Stoffwechsel[13], der es dem Menschen erleichtert, einige Pfunde zu verlieren.

Ebenso kamen die Koreaner zu folgenden Schlüssen:

1. Die Anzahl der Mitochondrien können durch CBD gesteigert und hinsichtlich ihrer Aktivität angeregt werden.

2. Diese Mitochondrien sind elementare Helfer, damit der Körper an seine Energiereserven gehen und Fett abbauen kann.

3. CBD könnte außerdem einen hemmenden Effekt auf ausgewählte Proteine ausüben.

---

[12] Vgl. https://www.worldhealth.net/news/cbd-and-metabolism/

[13] Vgl. https://de.wikipedia.org/wiki/Stoffwechsel

Im Detail sind dies speziell solche Proteine, die für die Fettzellenerzeugung verantwortlich sind.

Diese Fakten sind von Belang, wenn CBD aus dem Blickwinkel des Abnehmens betrachtet wird. Durch die Einschränkung auf ausgewählte Proteine fällt es dem Körper schwerer, unnötige Energie in Fettpolster umzuwandeln. Das ist quasi als „Vorsorge" bereits ein angenehmer Nebeneffekt, macht sich zuletzt aber auch bei einer Diät bezahlt. Weil die Mitochondrien sowohl gesteigert werden als auch effizienter arbeiten, entsteht zugleich eine Wechselwirkung mit dem Abbau von Fettpölsterchen. Der Körper greift effektiver auf die Energie zurück, die in den Fettpölsterchen schlummert, wodurch diese beim Abnehmen schneller verschwinden.

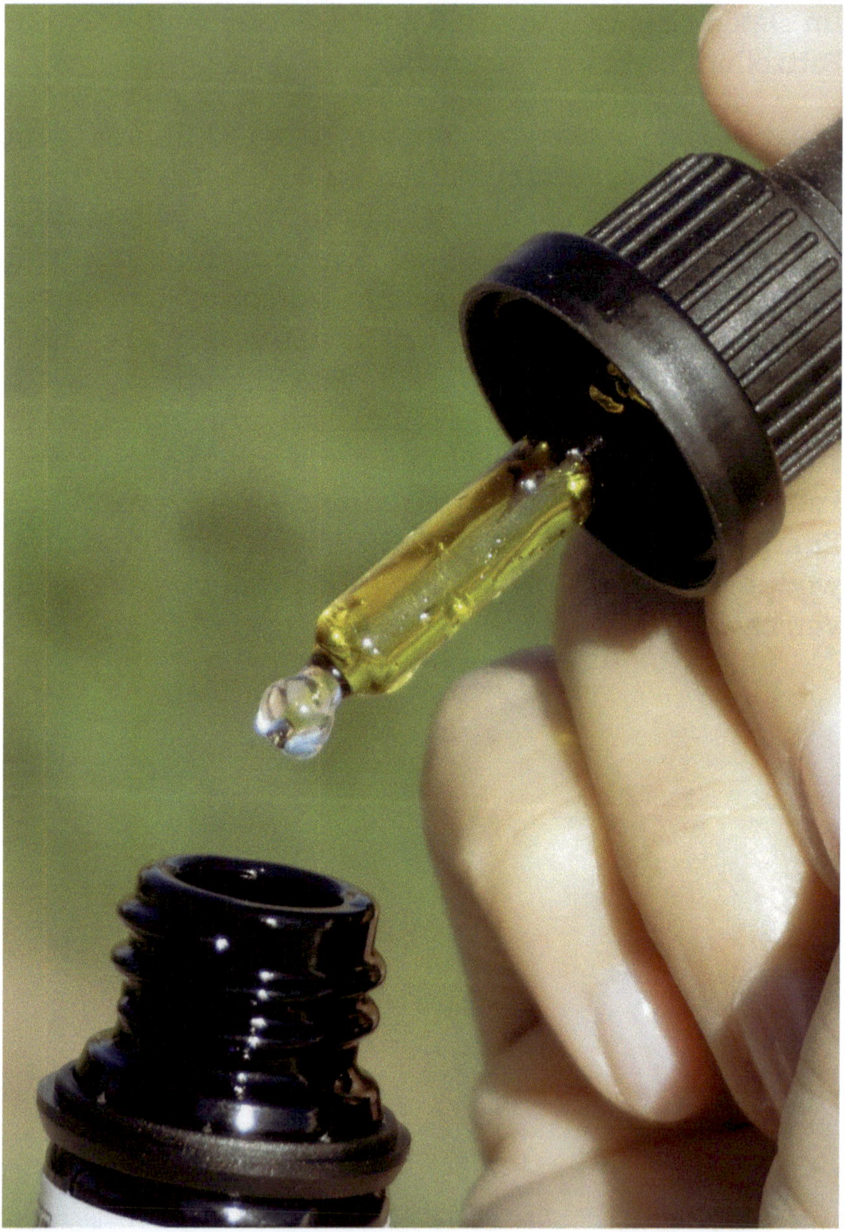

CBD-Öl lindert Schmerzen und fördert einen gesunden Schlaf.
Quelle: https://www.flickr.com/photos/189516854@N06/50998002470/

CBD – Einnahme und Dosierung

Unterschiedlichste CBD-Produkte sind auf dem Markt, z. B. Kapseln, Öl, E-Liquids, Hanf-Lebensmittel, Pflegeprodukte, Tierprodukte und CBD-Kristalle. Jeder Hersteller gibt individuelle Dosierungstipps.

So empfiehlt www.weedseedshop.com bei seinem CBD-Öl folgende Dosierung: *zweimal am Tag als Nahrungsergänzungsmittel einnehmen. Bis zu 15 Tropen (1,2 ml) unter die Zunge geben, dort 60 Sekunden festhalten und dann herunterschlucken. 1 Tropfen enthält etwa 1 mg CBD.*[14]

Auch kann die Dosierung je nach Produktauswahl sehr unterschiedlich ausfallen. Die Tropfen werden dann z. B. mit einer Pipette unter die Zunge getröpfelt, und dies im Idealfall vor oder nach dem Essen, denn danach sollte man 10 Minuten nichts essen oder trinken. Anfangen sollte man mit geringen Mengen, da manchmal auch geringe Nebenwirkungen, z. B. Kopfschmerzen, auftreten können.

Ein guter Startwert für die Dosierung liegt bei 5 mg CBD. Das entspricht in etwa 4 Tropfen des fünfprozentigen CBD-Öls und 2 Tropfen des zehnprozentigen CBD-Öls.

Eine 10-ml-Flasche entspricht ca. 250 Tropfen. Die genauen Angaben sind meist (nicht immer) auf den

---

[14] https://weedseedshop.com/de/cbd-produkte/cbd-ol

Webseiten der Hersteller zu finden. Der Anteil von Cannabidiol in einem Tropfen CBD-Öl beträgt:

- 5 % ≈ 1,6 mg
- 10 % ≈ 3,2 mg
- 15 % ≈ 5 mg
- 20 % ≈ 6,5 mg

Nach einer Weile kann man die Menge an Cannabidiol je nach Bedarf um jeweils einen Tropfen am Morgen und am Abend steigern. Mit der Zeit bekommt man ein Gefühl für die Einnahme des Öls bzw. seine Wirkung und lernt, es – je nach Anwendungsgebiet – zu dosieren und im passenden Moment einzusetzen. Bei akuten Beschwerden kann folgende Dosierung angewendet werden:

- 2 x täglich werden drei Tropfen CBD-Öl mit 2 % bei leichtem Stress, zur Prävention und zur Unterstützung des Immunsystems eingenommen.

- 3 x täglich werden zwei Tropfen CBD-Öl 5 % bei leichten Erkrankungen wie Schmerzen und Migräne, Stress und Ängstlichkeit eingenommen.

- 3 x täglich werden drei Tropfen CBD-Öl 10 % bei schweren Erkrankungen wie Multipler Sklerose, Epilepsie, chronischen Schmerzen und Krebserkrankungen eingenommen.

Man sollte es bei der Dosierung aber nicht übertreiben. Wie allseits bekannt, bedeutet „mehr“ nicht unbedingt auch „besser“. Eine zu hohe Dosis muss nicht zwingend eine weitere Steigerung der positiven Wirkung mit sich bringen. Andererseits kann es natürlich sein, dass erst eine gesteigerte Dosis den gewünschten Effekt hervorruft.

Vor allem bei akuten starken Beschwerden oder Schmerzen sollte die gewohnte Dosis verdoppelt oder verdreifacht werden. CBD-Öl ist kein gefährliches Medikament und hat daher kaum Nebenwirkungen. Lediglich Wechselwirkungen mit anderen Medikamenten sind bekannt.

Das Körpergewicht spielt bei der Dosierung auch eine Rolle. Nachfolgender Schmerzdosierungs-Tabelle[15] von Vitahanf.com ist ein Überblick der empfohlenen Einnahmemenge je nach Stärke der Schmerzen zu entnehmen:

Schmerzdosierungs-Tabelle nach Gewicht						
	<10 kg	10-20 kg	20-40 kg	40-70 kg	70-100 kg	>100 kg
Schmerz						
Leicht	4,5 mg	6 mg	9 mg	12 mg	18 mg	20 mg
Mittel	6 mg	9 mg	12 mg	15 mg	20 mg	30 mg
Schwer	9 mg	12 mg	15 mg	18 mg	27 mg	45 mg

Beispielsweise liegt die ideale Dosis für die meisten Hunde bei 2 Tropfen pro 5 kg Körpergewicht. Es ist allerdings zu empfehlen, nicht mehr als 3 Tropfen vom CBD-Öl für Tiere pro 5 kg Körpergewicht zu verwenden.

---

15 Vgl. https://www.vitahanf.com/cbd-oel-dosierung/

Rechtslage in Deutschland

Die meisten Cannabis-Tests beziehen sich auf den Wirkstoff THC - dieser ist in den meisten Ländern illegal. In Deutschland fällt THC unter das Betäubungsmittelgesetz. Der dazugehörige § 29 ff. BtMG[16] besagt, dass mit Freiheitsstrafe bis zu fünf Jahren oder mit Geldstrafe bestraft wird, wer in Besitz von THC ist oder es angebaut hat.

Dagegen ist CBD in den meisten Ländern legal, wenn es nachweislich keinen höheren THC-Gehalt als 0,2 % aufweist. Da CBD keine berauschende oder psychoaktive Substanz ist, kann es folglich auch nicht als Droge und somit als Betäubungsmittel eingestuft werden. Stammen die CBD-Produkte aus einem EU-zertifizierten und kontrollierten Anbau, sind sie also völlig legal. CBD kann somit in unterschiedlichen Formen als CBD-Öl, CBD-Kapseln oder CBD-Extrakten usw. erworben werden.

Das Bundesamt für Verbraucherschutz und Lebensmittelsicherheit (BVL) bewertet CBD folgendermaßen:

Pflanzen und Pflanzenteile von Cannabis sind laut Buchstabe b) ebenfalls von den betäubungsmittelrechtlichen Vorschriften ausgenommen, wenn sie aus dem Anbau in Ländern der Europäischen Union mit zertifiziertem Saatgut stammen oder ihr Gehalt an THC

---

[16] https://www.gesetze-im-internet.de/btmg_1981/__29.html

0,2 % nicht übersteigt und der Verkehr mit ihnen (ausgenommen der Anbau) ausschließlich gewerblichen oder wissenschaftlichen Zwecken dient, die einen Missbrauch zu Rauschzwecken ausschließen.[17]

Leider wird CBD-Öl aufgrund unzureichender Studien in Bezug auf Cannabis in Deutschland noch nicht als offizielles Arzneimittel anerkannt. Somit wird das CBD-Öl vorerst ausschließlich als Nahrungsergänzungsmittel angesehen.

[17] https://www.bvl.bund.de/DE/01_Lebensmittel/04_AntragstellerUnternehmen/13_FAQs/FAQ_Cannabidiol/FAQ_Cannabidiol_node.html;jsessionid=257DFB1D4E79BB66A8FF028D273F2BD1.2_cid332#doc12220554bodyText1

Zahlt die Krankenkasse CBD?

Laut Gesetz müssen die Krankenkassen bei schweren Erkrankungen die Kosten übernehmen, wenn andere Therapieoptionen ausgeschöpft oder nicht zufriedenstellend sind. Insbesondere bei Krebspatienten sind Cannabis und cannabinoidhaltige Medikamente vor allem bei der Behandlung von Schmerzen, ausgeprägter Appetitlosigkeit, Erbrechen und Übelkeit eine Option.Daher können Patienten seit März 2017 Cannabis legal aus der Apotheke beziehen. Einen Anspruch auf Versorgung mit medizinischem Cannabis hat jeder, der gesetzlich krankenversichert ist. Um bei der ersten Verordnung von Cannabis auf der sicheren Seite zu sein, sollte zuerst eine Genehmigung der Krankenkasse eingeholt werden. Nach dem Wortlaut des § 31 Abs. 6 SGB 5[18] darf die Versorgung mit Cannabis durch die Krankenkasse nur in begründeten Einzelfällen abgelehnt werden. Um in den Genuss der oft existenziell benötigten Kostenübernahme durch die gesetzlichen Krankenkassen (GKV) zu kommen, bedarf es jedoch einiger Schritte. Diese hier im Detail zu erläutern, würde zu lange dauern. Zudem ändert sich das Verfahren häufiger. Daher empfehlen wir die Homepage von www.besserlebenmitcannabis.de[19]. Dort gibt es neben detaillierten Informationen auch den Musterantrag zum Download.

---

[18] Vgl. https://www.gesetze-im-internet.de/sgb_5/__31.html

[19] Vgl. https://besserlebenmitcannabis.de/muster-antrag-auf-eine-therapie-mit-cannabis-nach-%C2%A7-31-abs-6-sgb-v/.

Vor diesem Hintergrund wird CBD bis dato vom Staat und den Krankenkassen nicht finanziert. Patienten, die CBD-Öl als Medikament verwenden, müssen es aus eigener Tasche finanzieren. Auch innerhalb der EU ist CBD legal.

Tipp: Laut Gesetz muss die Krankenkasse den Antrag binnen fünf Wochen (bei Palliativpatienten drei Tagen) bearbeiten. Ansonsten gilt er laut einem Urteil (BUNDESSOZIALGERICHT Urteil vom 8.3.2016, B 1 KR 25/15 R ECLI:DE:BSG:2016:080316UB1KR2515R0)[20] des Bundessozialgerichts Kassel als genehmigt.

20 Vgl. http://juris.bundessozialgericht.de/cgi-bin/rechtsprechung/document.py?Gericht=bsg&Art=ps&Datum=2016&nr=14240&linked=urt

Fazit

In diesem Buch wird die Geschichte und Herkunft von CBD kurz und knackig beleuchtet und beschrieben. Herstellungsverfahren und chemische Zusammenhänge werden verständlich erklärt. Statistiken und Quellen werden zitiert und belegen die Aussagen dieses Buches. Die unterschiedlichsten Anwendungsbeispiele bei verschiedenen Krankheiten werden zusammengetragen und die Vorzüge von CBD hervorgehoben. Etliche Krankheiten können mit CBD behandelt werden, und dass ohne die bekannten Nebenwirkungen. Egal ob man unter Migräne oder anderen Schmerzen leidet oder der Körper Entzündungen vorweist, CBD kann helfen - dem Comeback einer jahrtausendealten Heilpflanze steht somit nichts mehr im Wege.

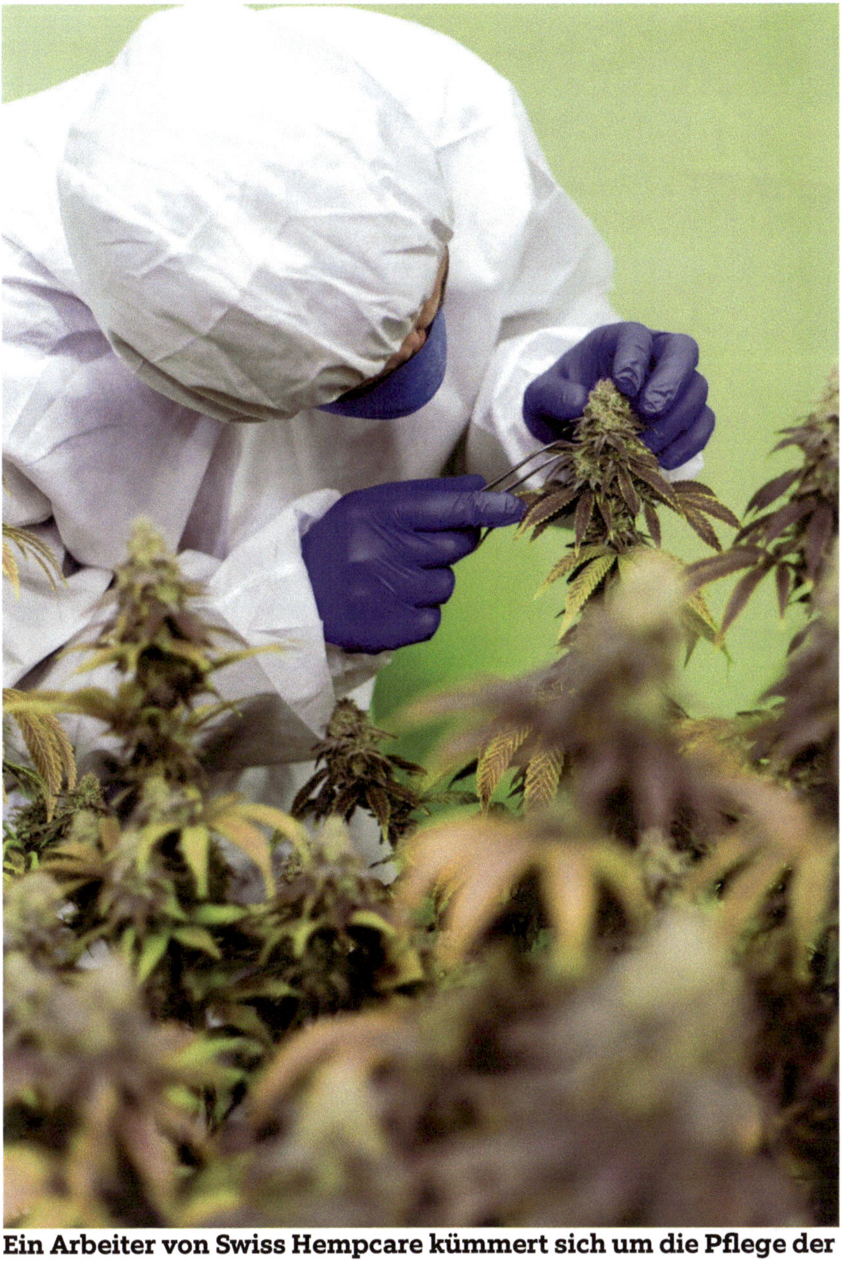

Ein Arbeiter von Swiss Hempcare kümmert sich um die Pflege der Cannabidiol (CBD) Hanf Pflanzen.
Quelle: https://www.swisshempcare.ch/cannabidiol.html

Dr. Udo Oberschmidt

Zur Legalität der Schatzsuche mit dem Metalldetektor in Niedersachsen

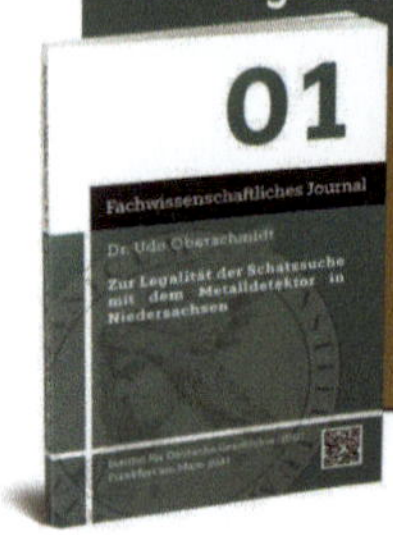

1. Auflage 2021 - Institut für Deutsche Geschichte (IDG)
Fachwissenschaftliches Journal Nr. 01, ISSN 2747-7142
EVZ-Verlag, Paperback, 36 Seiten, ISBN-13: 9783947254088
Erscheinungsdatum: 12.03.2021, Farbe: Ja

amazon kindle | Google | Hugendubel.de | Weltbild

€24⁹⁹

Axel Thiel von Kracht

Nolens volens Denkmalschutz Deutschland

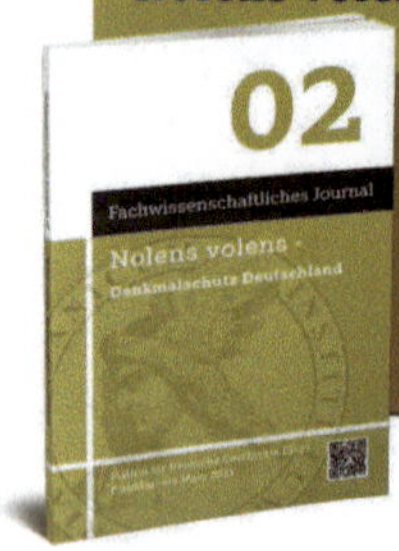

1. Auflage 2021 - Institut für Deutsche Geschichte (IDG)
Fachwissenschaftliches Journal Nr. 02, ISSN 2747-7142
EVZ-Verlag, Paperback, 42 Seiten, ISBN-13: 9783947254101
Erscheinungsdatum: 25.03.2021

amazon kindle | Google | Hugendubel.de | Weltbild

€24 99

Axel Thiel von Kracht

Das Magnetangel Kompendium

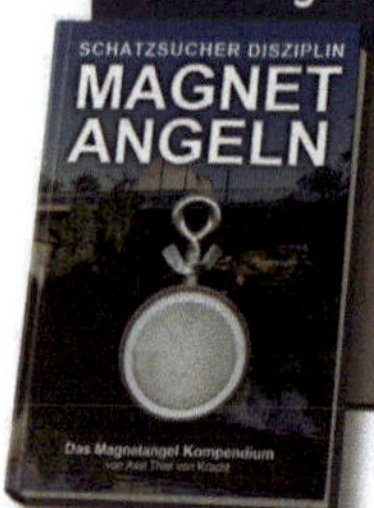

Informationen, Hintergrundwissen, Tipps & Tricks für Anfänger und Profis. Magnetangeln soll Spaß machen und auch tolle Funde bringen. EVZ-Verlag, Hardcover, 72 Seiten,
ISBN-13: 9783947254019

amazon kindle | Google | Hugendubel.de | Weltbild

€17 50